AF403838

Te $\frac{147}{122}$

MÉMOIRE

SUR

UNE QUESTION IMPORTANTE

DE

POSOLOGIE DES LIQUIDES MÉDICAMENTEUX

PRÉSENTÉ A L'ACADÉMIE DE MÉDECINE DANS LA SÉANCE DU 22 OCTOBRE 1861

PAR

LE Dr O. REVEIL,

PROFESSEUR AGRÉGÉ A LA FACULTÉ DE MÉDECINE,
DE L'ÉCOLE SUPÉRIEURE DE PHARMACIE,
PHARMACIEN EN CHEF DE L'HÔPITAL DES ENFANTS-MALADES.

MÉMOIRE

UNE QUESTION IMPORTANTE

POSOLOGIE DES LIQUIDES MÉDICAMENTEUX

Présenté à l'Académie de médecine dans la séance du 22 octobre 1861

PAR M. LE Dr O. REVEIL,

Professeur agrégé à la Faculté de médecine,
de l'École supérieure de pharmacie,
Pharmacien en chef de l'hôpital des Enfants-Malades.

Il n'est pas de question, si petite qu'elle soit, qui n'ait son intérêt; celle dont nous nous occupons dans ce travail paraît au premier abord au nombre de celles qui méritent peu d'attention, mais quand on regarde de plus près, on voit qu'elle intéresse à la fois la physique par les phénomènes d'attraction moléculaire et de cohésion qu'elle soulève, la physiologie et la thérapeutique par les nombreuses applications que ces sciences en reçoivent, enfin et surtout la pharmacie, qui trouve dans la question que nous allons traiter un moyen de précision que depuis longtemps déjà l'on cherche à introduire dans la division des médicaments liquides, et dans la composition des préparations tant officinales que magistrales.

Les tendances actuelles de la pharmacie sont toutes dirigées vers le but qui consiste à introduire dans l'art pharmaceutique des éléments scientifiques qui, tout en donnant à cet art et à ceux qui le professent plus de relief et d'autorité, contribuent aussi à donner aux médicaments composés cette uniformité de composition, et conséquemment de propriétés thérapeutiques, sur laquelle le médecin pourra désormais compter toutes les fois qu'il s'adressera aux hommes consciencieux, instruits et laborieux que forment depuis longtemps déjà nos écoles de pharmacie.

Depuis l'enfance de la médecine les médicaments liquides très-actifs, ou ceux qui, pour des raisons diverses, doivent être administrés à petite quantité, sont dosés par gouttes ; il est même résulté de cette habitude et de cette nécessité une appellation particulière d'un groupe de médicaments ; telles sont les *gouttes céphaliques anglaises*, les *gouttes noires*, les *gouttes utérines*, les *gouttes d'aconitine, amères, alcalines d'Hamilton, anthelmintiques, antiarthritiques de Terrier, blanches, calmantes, allemandes, d'or de Lamothe, calmantes de Grindle, cordiales de Warner*, des *jésuites, de Wallier, Diéna, de Lancastre, purgatives de Pope*, des *quakers, de Rousseau, de Sydenham*, etc., etc.

On peut dire qu'en général les médicaments dosés par gouttes présentent une action telle qu'il y aurait un certain danger à augmenter la quantité prescrite, ou un inconvénient à dépasser le nombre indiqué dans les formules.

Le plus souvent ce sont les pharmaciens ou les médecins qui sont appelés à opérer la répartition par gouttes du médicament prescrit, et alors l'habitude de ce genre de dosage est une garantie de l'exactitude de l'opérateur ; mais il arrive aussi que le malade ou les personnes qui le soignent, moins experts, se trouvent dans l'obligation de compter des gouttes, et alors rien n'égale leur embarras, si ce n'est la maladresse et l'inexactitude avec lesquelles ils arrivent à remplir la prescription du médecin. Nous pourrions citer de véritables empoisonnements, résultat de pareilles erreurs de dosage.

Pénétré de ces difficultés, de l'importance qu'il y aurait à faire cesser cet état de choses, et surtout des avantages que présentent les applications des sciences exactes à l'art pharmaceutique, nous avions depuis quatre années environ proposé à M. J. Salleron (1), un de nos plus ingénieux et savants constructeurs d'instruments de précision, la résolution du problème suivant :

Trouver un instrument facile à manier, à l'aide duquel on pourrait obtenir avec un même liquide des gouttes d'un poids toujours égal ; nous avions de plus indiqué à M. Salleron la goutte d'eau distillée, à la température de 15°, comme terme de comparaison, et nous avions désiré que chacune pesât 0,05, c'est-à-dire que 20 gouttes pesassent juste 1 gramme.

En chercheur habile et ingénieux, M. J. Salleron a plus que rempli le programme que nous lui avons proposé, puisque au lieu d'un *compte-gouttes*, il nous en donne trois ; nous décrirons ici celui qui nous a paru réunir le plus d'avantages.

(1) Rue Pavée, 24, au Marais, à Paris.

Avant de faire connaître cet instrument et d'exposer les expériences que nous avons faites pour constater l'exactitude des résultats qu'il fournit, nous dirons quelques mots des divers compte-gouttes employés jusqu'à ce jour, et nous indiquerons les causes principales de leur imperfection.

I. *Seringue compte-gouttes de Pravaz.*

La seringue compte-gouttes de Pravaz a été uniquement employée à pratiquer des injections, la plupart du temps sous-cutanées ; mais on pourrait, à la rigueur, l'utiliser pour compter les gouttes d'un liquide destiné à entrer dans un médicament quelconque.

Cet instrument se compose d'une seringue en verre de petite capacité, munie d'un piston à vis ; chaque tour de vis fait échapper de l'instrument une goutte du liquide qu'il contient, on peut même compter des fractions de gouttes en faisant opérer à la vis un quart ou une demi-révolution. La seringue est terminée par une petite canule dans laquelle entre un petit trocart destiné à percer la peau, lorsqu'on veut injecter les liquides sous ce tégument ; la peau étant percée, on retire le trocart, et l'on visse la seringue chargée sur la canule qui est restée fixée sous la peau.

Nous devons faire remarquer que malgré la petite capacité de la canule une portion du liquide reste engagée dans sa cavité, et qu'on n'injecte pas tout le liquide dont la quantité est indiquée par la graduation du piston. D'autre part, pour les expériences physiologiques, lorsque les animaux mal maintenus s'agitent, il est difficile de faire exécuter au piston juste le nombre de tours correspondant au nombre de gouttes que l'on veut injecter.

II. *Seringue de M. Lüer.*

L'habile constructeur d'instruments de chirurgie, M. Lüer, a très-heureusement modifié la seringue Pravaz ; il a remplacé le trocart par une aiguille creuse terminée par un dard très-acéré ; cette aiguille, au lieu de se visser avec la seringue, comme cela se fait avec l'instrument de Pravaz, s'ajuste par juxtaposition dans une cavité conique ; le piston de la seringue est gradué, chaque division correspond à une goutte de liquide, et par des subdivisions on peut très-bien injecter des quarts et des demi-gouttes. Mais le grand avantage de l'instrument de M. Lüer consiste à permettre de pratiquer l'injection d'un seul jet : pour cela on charge complétement la seringue, et au moyen d'une virole que l'on fait arriver jusqu'à la division du piston correspondant au nombre de gouttes que l'on veut injecter, on a ainsi un point d'arrêt, au delà duquel le piston ne peut plus s'enfoncer, on peut même, si on le juge nécessaire, aspirer ou repousser plusieurs fois le liquide injecté, de manière qu'on soit certain que rien n'est resté dans l'aiguille creuse.

Depuis plus d'une année nous employons la seringue de M. Lüer pour pratiquer des injections sous-cutanées sur des animaux, et nous la préférons à la seringue de **Pravaz**.

III. *Procédé employé pour compter les gouttes.*

Tout le monde connaît le procédé employé pour compter les gouttes ; il suffit d'avoir fait quelques expériences à l'aide de cette méthode pour être convaincu de sa défectuosité ; en effet, lorsqu'une goutte s'échappe de l'espace ménagé entre le goulot d'un flacon et son bouchon, le volume des gouttes et conséquemment leur poids dépend :

1° De la capacité plus ou moins grande du flacon ;
2° De l'habileté de l'opérateur ;
3° Du diamètre du goulot.

Il arrive souvent en effet que les pharmaciens les plus habiles laissent échapper des filets de liquide ou quelques gouttes de plus que celles qui ont été prescrites.

Quant à l'influence de la capacité du flacon, voici les résultats de nos expériences à ce sujet :

Capacité du flacon :	De 4^k à 1^k,	de 500^{gr},	de 250^{gr},	de 125^{gr},	de 30^{gr},
Poids de 20 gouttes d'eau s'échappant d'un flacon :	2,45	2,15	1,85	1,70	1,25	2,20

Ces différences ne tiennent pas uniquement à la capacité du flacon, mais bien plutôt au diamètre du goulot par où se fait l'écoulement des gouttes. Disons tout de suite qu'on croit en général que le poids d'une goutte d'un liquide est en *raison directe* de la densité de ce liquide, tandis qu'au contraire il résulte de nos expériences qu'*il n'existe aucun rapport entre le poids d'une goutte d'un liquide et la densité de celui-ci.*

Les causes qui peuvent faire varier le poids d'une goutte qui tombe d'un goulot sont les suivantes :

1° La section de la colonne liquide qui donne naissance à la goutte ;
2° Les différences de cohésion de ce liquide.

Et ces variations se produisent toujours, quelle que soit l'habileté de la main qui fait couler ces gouttes.

Pour obtenir avec un même liquide des gouttes d'un volume constant et d'un poids toujours égal, il faut de toute nécessité :

Que la veine liquide qui donne naissance à la goutte soit de même section, c'est-à-dire que la partie mouillée par le liquide ait toujours une même surface.

Le tableau suivant, extrait du Codex, démontrera que l'idée de rapport entre le poids d'une goutte d'un liquide et sa densité est généralement répandue, tandis que nous démontrerons plus loin son inexactitude.

20 gouttes des liquides suivants pèsent :

Éther sulfurique.	0,35	Huile essentielle de moutarde.	0,65
Liqueur d'Hoffmann.	0,45	Huile de naphte.	0,70
Alcool à 34 Cartier (86 C.).	0,45	Eau de Rabel.	0,70
Alcoolat de mélisse.	0,45	Eau distillée.	0,70
Huile animale de Dippel.	0,50	Laudanum de Sydenham.	0,75
Teinture de benjoin.	0,50	Essence de girofle.	0,80
Teinture de castoréum.	0,50	Soude caustique à 36 C.	0,90
Huile d'olive.	0,55	Laudanum de Rousseau.	1,10
Huile d'amandes.	0,55	Acide sulfurique à 66°.	1,20
Acide acétique à 10.	0,60	Dissolution concentrée de gomme.	1,20
Vinaigre distillé.	0,65	Sirop de sucre.	1,50

(Extrait du Codex.)

Or nous verrons plus loin qu'une goutte d'eau distillée s'écoulant d'un même orifice et dans les mêmes conditions que l'acide sulfurique pèse plus qu'une goutte de cet acide. Le Codex indique le contraire. Nous pouvons dire dès à présent que le poids d'une goutte d'un liquide est d'autant plus grand que les molécules ont entre elles plus de cohésion; c'est donc de la *cohésion*, de la *ténacité*, de la *viscosité* d'un liquide que dépend le poids plus considérable de ses gouttes.

Pour s'en rendre compte il suffit d'étudier la manière dont s'opère la formation des gouttes : considérons, par exemple, une goutte tombant librement du bec d'une pipette ; le liquide qui coule du tube mouille les bords du bec, s'y élargit en nappe, et obéissant aux lois de la pesanteur, s'allonge en colonne cylindrique terminée par un hémisphère ; la colonne ainsi suspendue s'allonge jusqu'à ce que son poids soit suffisant pour vaincre la cohésion du liquide : nous voyons en effet qu'à ce moment la colonne se rompt et tombe en goutte arrondie. Si nous substituons à ce liquide une autre liqueur plus fluide, un liquide dont les molécules soient moins fortement agrégées, alors la résistance de la colonne étant moindre, elle se rompt sous une plus faible charge et les gouttes deviennent plus légères.

Mais si opérant toujours avec le même liquide nous augmentons le diamètre extérieur du bec d'écoulement, alors la colonne liquide s'écoulant avec une section plus grande exige un poids plus considérable pour être rompue ; aussi les gouttes sont-elles plus pesantes.

IV. *Compte-gouttes allemand.*

Depuis quelques années il nous est venu, dit-on, d'Allemagne un instrument que l'on trouve chez tous les verriers : il sert pour les liquides actifs prescrits par gouttes, mais il est plutôt destiné à être délivré par le pharmacien à ses clients que pour s'en servir lui-même.

Ce compte-gouttes a la forme d'une cornemuse ; il se tient debout par sa grosse extrémité ; une tubulure placée sur la panse sert à introduire les liquides. Après avoir appliqué hermétiquement l'index sur cette ouverture, on renverse l'instrument, et le liquide s'écoule goutte à goutte par le tube effilé, si on laisse la tubulure ouverte, et l'écoulement cesse aussitôt qu'on la ferme; de sorte qu'en levant et abaissant alternativement le doigt il s'écoule le nombre de gouttes que l'on désire obtenir.

Nous reprochons à cet instrument d'avoir son extrémité trop effilée et de présenter à cette partie des surfaces variables. Aussi voici le résultat des expériences faites avec quatre de ces instruments :

Poids de 20 gouttes d'eau distillée :

N° 1.	N° 2.	N° 3.	N° 4.
0,951	0,723	1,035	0,842

Avec tous les compte-gouttes à extrémité effilée, voici ce qui arrive : la première goutte qui s'échappe de l'instrument déborde sur les parois latérales du tube effilé, la seconde déborde un peu plus, et ainsi des autres, par suite de l'attraction capillaire du verre sur les molécules liquides ; il en résulte que le poids des gouttes est plus grand à mesure que leur nombre augmente, et il peut arriver que le poids de la vingtième goutte soit le double de celui de la première.

V. *Pipettes et burettes.*

Les pipettes et les burettes, de forme variable, ont été souvent employées pour compter les gouttes des liquides ; elles présentent les mêmes inconvénients que le compte-gouttes allemand dont nous venons de parler, de plus, il faut ajouter que la pression exercée par la colonne de liquide influe sur la rapidité de l'écoulement, mais non sur le poids des gouttes ; or cette pression variant avec la hauteur de la colonne, et celle-ci diminuant à mesure que l'écoulement se fait, il en résulte que la rapidité de l'écoulement est très-variable; d'ailleurs, la forme et le volume des burettes sont trop embarrassants pour qu'on en fasse un usage habituel, et ces instruments, excellents lorsqu'on veut opérer des analyses volumétriques et ne tenir compte que des volumes employés et non du nombre de gouttes écoulées, seraient très-embarrassants et peu exacts, s'il s'agissait de les appliquer aux usages pharmaceutiques.

VI. *Pipette compte-gouttes de M. Adrian.*

Le compte-gouttes de M. Adrian est bien conçu; toutefois nous lui adressons les mêmes reproches qu'au précédent, c'est-à-dire que la surface d'écoulement est très-variable, et que par conséquent le poids d'une goutte d'un même liquide doit varier avec chaque instrument. En nous servant de quatre compte-gouttes de M. Adrian, nous avons obtenu des différences considérables en opérant avec l'eau distillée ; d'ailleurs la variation de la surface d'écoulement n'est pas le seul inconvénient que présente cet instrument, la compression plus ou moins forte, exercée sur la boule de caoutchouc, peut déterminer un écoulement tellement rapide que les gouttes se succèdent sans qu'il soit possible de les compter, elles peuvent même former une veine liquide continue. Enfin, ajoutons encore que le caoutchouc vulcanisé dont est formée la boule laisse détacher par le froissement des particules de soufre qui se mélangent au liquide contenu dans l'instrument.

Le compte-gouttes proposé récemment par M. Guyot Danecy, pharmacien à Bordeaux, n'est qu'une imitation très-imparfaite de celui de M. Adrian ; en effet, la boule ménagée au milieu de celui-ci empêche le liquide d'être refoulé dans la poche en caoutchouc, tandis que cet inconvénient doit exister avec l'instrument de M. Danecy ; celui-ci est formé d'un tube très-effilé, auquel on a ajusté un tube en caoutchouc fermé à sa partie supérieure.

Tels sont les instruments proposés jusqu'à ce jour pour compter les gouttes ; tous sont défectueux pour les raisons diverses que nous avons énumérées. Faisons connaître maintenant les moyens employés par M. J. Salleron pour éviter toutes les causes de variation de poids des gouttes.

VII. *Compte-gouttes de M. J. Salleron.*

Nous avons déjà dit que le dosage des liquides, par le nombre de gouttes comptées étant jusqu'à présent très-inexact, il pouvait en résulter des conséquences graves. Quand il s'applique à des substances qui agissent avec une grande énergie sur l'économie animale, ce mode doit être nécessairement remplacé par un procédé qui donne des gouttes d'un poids toujours égal.

Tel est le but que le nouveau compte-gouttes de M. J. Salleron atteint de la manière la plus complète, et sa description seule suffit pour le démontrer.

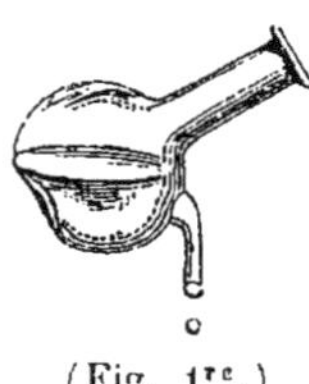

(Fig. 1re.)

Cet appareil se compose d'un petit ballon portant une tubulure latérale (fig. 1) : c'est par cette tubulure que s'opère l'écoulement du liquide quand on veut compter les gouttes ; il suffit en effet d'incliner le flacon pour que le liquide s'écoule goutte à goutte et très-régulièrement. Le diamètre du bec qui laisse écouler le liquide goutte à goutte est calculé pour que le poids d'une goutte d'eau distillée soit de 5 centigrammes. Vingt gouttes d'eau, ainsi recueillies, pèsent donc exactement *un gramme*, et cette exactitude est si grande que ces 20 gouttes étant comptées à plusieurs reprises, et pesées à la balance d'analyse, donnent toujours le même poids, si l'on a le soin, à chaque opération, d'essuyer les bords externes du tube par lequel se fait l'écoulement.

La forme et la capacité du flacon compte-gouttes sont variables, mais ce qui ne peut l'être, et qui constitue un véritable instrument de précision, c'est le diamètre extérieur du tube par lequel se fait l'écoulement du liquide. Quant au diamètre intérieur de ce tube, il peut varier sans inconvénient, car il n'influe que sur la rapidité de l'écoulement; plus le trou est large, plus l'écoulement est rapide, et réciproquement.

Mais nous l'avons dit plus haut, tous les liquides ne présentent pas le même poids sous un volume égal, et ne possèdent pas la même cohésion ; il en résulte que les gouttes des divers liquides pèsent des poids différents.

Dans le tableau n° 1 nous inscrivons les liquides aqueux pouvant être enlevés par l'eau.

Dans le tableau n° 2 sont compris les liquides qui, introduits dans le compte-gouttes, exigeront un lavage de l'instrument à l'alcool.

Enfin, le troisième tableau renferme les liquides huileux.

Chaque tableau comprend trois colonnes :

La colonne A indique le poids d'une goutte des liquides les plus habituellement employés en médecine.

La colonne B fait connaître le nombre de gouttes du même liquide nécessaire pour faire un gramme.

La colonne C contient les chiffres représentant le poids de 20 gouttes du même liquide, c'est-à-dire que nous comparons le poids de ces 20 gouttes à l'unité de poids, c'est-à-dire un gramme.

TABLEAU N° 1.

NOMS DES LIQUIDES Température + 15.	A POIDS D'UNE GOUTTE.	B NOMBRE DE GOUTTES pour 1 gramme.	C POIDS DE 20 GOUTTES.
	gramm.		gramm.
Eau distillée pure	0,050	20	1,000
— de fleurs d'oranger	0,0390	26 (1)	0,774
— de laurier-cerise	0,0490	20	0,975
— de Rabel	0,0180	55	0,360
Solutions de sulfate de strychnine 1/100	0,0519	19	1,039
— — — 1/1000	0 0525	19	1,050
— d'atropine 1/100	0,0476	21	0,952
— — 1/1000	0,0504	20	1,000
— de nitrate d'argent part. égales	0,0520	19	1,038
— — au quart	0,0506	20	1,012
— — au huitième	0,0490	20	0,998
Acide azotique	0,0370	27	0,740
— chlorhydrique	0,0500	20	1,000
— cyanhydrique 24°	0,0420	24	0,840
— sulfurique	0,0350	28	0,700
Chloroforme	0,0170	58	0,340
Ether sulfurique	0,0120	83	0,240
— acétique	0,0270	38	0,530
Liqueur d'Hoffmann	0,0130	76	0,260
Laudanum Rousseau	0,0310	32	0,620
— Sydenham	0,0270	37	0,540
Teinture éthérée de digitale	0,0120	83	0,240
Alcool à 86°	0,0160	62	0,325
— nitrique	0,0190	52	0,390
Alcoolature d'aconit	0,0198	53	0,397
Teinture de belladone	0,0187	52	0,380
— de digitale	0,0167	59	0,335
— de rhubarbe	0,0180	55	0,361
— de scille	0,0189	53	0,378
Vinaigre blanc 8 %	0,0378	26	0,756
— radical	0,0276	36	0,553
Liqueur de Fowler	0,0430	23	0,859
— de Van Swieten	0,0343	29	0,687
Alcool de cochléaria	0,0181	55	0,362
Ammoniaque à 23°	0,0475	21	0,850
Soude caustique à 36°	0,0636	16	1,272
Teinture de colchique	0,0191	52	0,383
— d'arnica	0,0160	62	0,320
— de valériane	0,0196	51	0,393
Solution de sulfate de zinc 0,30 pour 30 gr.	0,050	19	1,001
Glycérine	0.0408	24	0,816
Acide cyanhydrique au 8ᵉ	0,0402	25	0,804
Eau sucrée à 10 %	0,0500	29	1,000
— — à 20 %	0,0497	20	0,994
— — à 40 %	0,0497	20	0,994
Sirop à 35°	0,0528	19	1,040

(1) Nous avons négligé les fractions de gouttes et quelques fractions dans la quatrième décimale.

TABLEAU N° 2.

NOMS DES LIQUIDES Température + 15.	A POIDS D'UNE GOUTTE	B NOMBRE DE GOUTTES pour 1 gramme.	C POIDS DE 20 GOUTTES.
	gramm.		gramm.
Essence de térébenthine.	0,0181	55	0,362
— de menthe..	0,0189	53	0,484
— de moutarde.	0,0213	47	0,426
Elixir de longue vie.	0,0185	54	0,370
Teinture éthérée de castoréum.	0,0120	83	0,240
— alcoolique de castoréum.	0,0175	57	0,350
— — d'aloès.	0,0168	59	0,336
Baume du commandeur.	0,0175	57	0,350

TABLEAU N° 3.

NOMS DES LIQUIDES Température + 15.	A POIDS D'UNE GOUTTE.	B NOMBRE DE GOUTTES pour 1 gramme.	C POIDS DE 20 GOUTTES.
	gramm.		gramm.
Huile de ricin.	0,0225	44	0,450
— d'olive.	0,0212	47	0,424
— blanche.	0,0218	46	0,436
— d'amandes.	0,0212	47	0,424
— camphrée.	0,0202	49	0,404
— de croton.	0,0203	49	0,406
Baume tranquille.	0,0202	49	0,404

Il suffit de jeter un coup d'œil sur les tableaux qui précèdent pour s'assurer que nous avions raison de dire qu'il n'existe aucun rapport entre le poids des gouttes d'un liquide et sa densité. En effet, si cette relation existait, une goutte d'eau pesant 0,05, une goutte d'acide sulfurique devrait peser 0,09215, la densité de cet acide monohydraté étant égale à 1,843; une goutte de chloroforme devrait peser 0,0740, la densité de ce corps étant égale à 1,480, tandis que l'expérience nous démontre qu'une goutte de chloroforme pèse réellement 0,0170, et une goutte d'acide sulfurique 0,0350; ce qui confirme ce qui était déjà connu que les molécules de ces deux liquides ont entre elles moins de cohésion que celles de l'eau distillée.

Les nombres inscrits dans les tableaux précédents présentent d'autres particularités remarquables : ainsi le poids des gouttes des teintures éthérées est exactement celui de l'éther pur ; les huiles, malgré la diversité de leur nature, donnent toutes le même poids ; les teintures alcooliques ne présentent que des différences de poids très-faibles, pouvant être expliquées tout aussi exactement par leur différence de richesse alcoolique que par la présence des corps qu'ils tiennent en dissolution. Enfin les dissolutions salines, l'eau sucrée, etc., donnent des poids fort comparables à celui de l'eau pure. Il semblerait donc démontré que les corps en dissolution dans les liquides, tant qu'il n'y a que simple solution et non combinaison chimique, ne modifient pas sensiblement la cohésion du dissolvant. Enfin le nouveau compte-gouttes fait soupçonner que tout n'est pas dit touchant la constitution moléculaire des liquides.

On voit d'ailleurs que les résultats que nous avons obtenus avec l'instrument de M. Salleron sont en opposition complète avec tout ce qui avait été admis jusqu'à ce jour, et avec les indications fournies par le Codex ; il y aura donc, nous le pensons, des modifications à apporter sous ce rapport dans la prochaine édition de la *Pharmacopée légale*, et nous pensons que le compte-gouttes de M. Salleron est un instrument suffisamment exact pour que son emploi ou celui d'un tout autre basé sur les mêmes principes soit à l'avenir exigé des pharmaciens comme on exige d'eux l'usage de balances très-justes.

La posologie des médicaments liquides serait singulièrement simplifiée si les médecins prenaient l'habitude de tout formuler au poids, sauf à laisser au pharmacien le soin d'opérer, à l'aide des tableaux ci-contre ou de tous autres analogues, la transformation des poids en gouttes.

En effet, l'emploi des nombres inscrits aux tableaux facilitera notablement les pesées, puisqu'il permettra de résoudre, par une seule multiplition, les problèmes suivants :

1° *Déterminer le nombre de gouttes d'un liquide correspondant à un poids donné.*

Multiplier le poids donné par le nombre inscrit dans la colonne B : le produit donne le nombre de gouttes cherché.

Exemple : on désire peser 0^{gr},5 de laudanum de Rousseau, combien de gouttes faut-il compter ?

Multipliez 0,5 par 32, et vous obtenez 16 gouttes.

2° *Déterminer le poids correspondant à un nombre de gouttes donné.*

Multiplier le nombre de gouttes par le chiffre inscrit dans la colonne A : le produit donne le poids cherché.

Exemple : on ordonne 10 gouttes de teinture de digitale ; quel est le poids du liquide qui sera employé ?

Multipliez 10 par 0,017, et vous aurez 0^{gr},17.

Il nous reste maintenant à donner un nom à l'instrument que nous venons de faire connaître ; on pourrait le nommer compte-gouttes *isobare* ou *isobarique*, de ἴσος (*égal*) et βάρος (*poids*), pour exprimer que les gouttes ont le même poids ; on pourrait dire aussi *psethisobares* ou bien *isos tathmiques*. Tout bien considéré, nous avons pensé qu'il valait mieux employer une dénomination qui fût comprise de tous et qui rappelât l'ingénieux inventeur de l'instrument. Aussi lui avons-nous donné le nom de *compte-gouttes Salleron*.

MÉMOIRE

SUR

UNE QUESTION IMPORTANTE

DE

POSOLOGIE DES LIQUIDES MÉDICAMENTEUX

PRÉSENTÉ A L'ACADÉMIE DE MÉDECINE DANS LA SÉANCE DU 22 OCTOBRE 1861

PAR

LE Dr O. REVEIL,

PROFESSEUR AGRÉGÉ A LA FACULTÉ DE MÉDECINE,
DE L'ÉCOLE SUPÉRIEURE DE PHARMACIE,
PHARMACIEN EN CHEF DE L'HÔPITAL DES ENFANTS-MALADES.

J. SALLERON,

CONSTRUCTEUR D'INSTRUMENTS DE PRÉCISION.

24, rue Pavée, au Marais, à Paris.

—

1862

www.ingramcontent.com/pod-product-compliance
Ingram Content Group UK Ltd.
Pitfield, Milton Keynes, MK11 3LW, UK
UKHW020006130726
13694UKWH00005B/2116